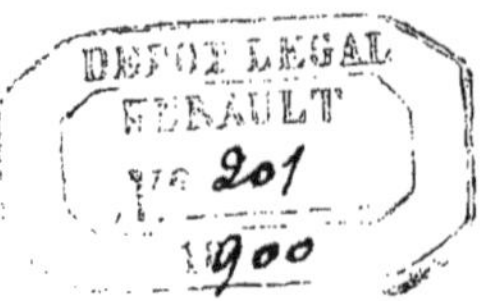

Docteur H. AUBOUY

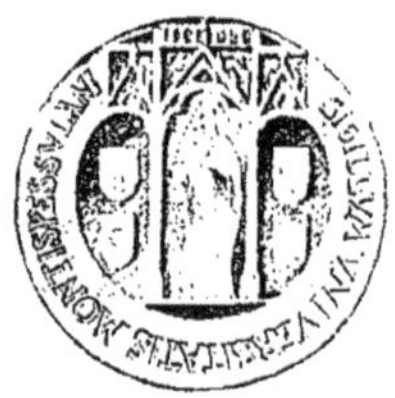

FRACTURE ÉPIPHYSAIRE

supérieure du tibia

COMMUNIQUANT AVEC L'ARTICULATION

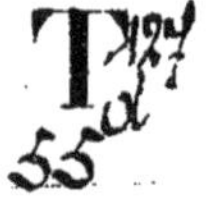

IMPRIMERIE CENTRALE DU MIDI (HAMELIN FRÈRES)
MONTPELLIER.

FRACTURE ÉPIPHYSAIRE

SUPÉRIEURE DU TIBIA

COMMUNIQUANT AVEC L'ARTICULATION

FRACTURE ÉPIPHYSAIRE

SUPÉRIEURE DU TIBIA

COMMUNIQUANT AVEC L'ARTICULATION

PAR

Le Docteur H. AUBOUY

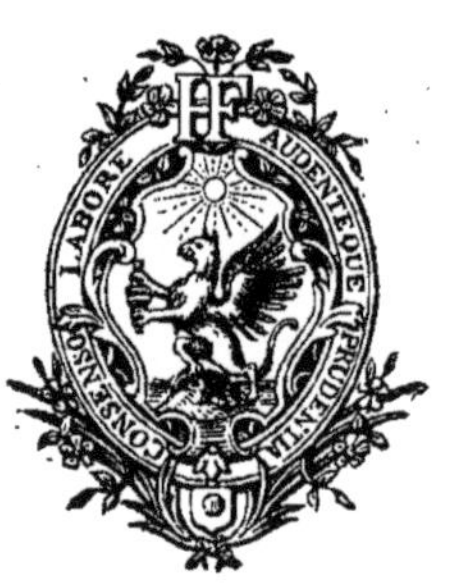

MONTPELLIER
IMPRIMERIE CENTRALE DU MIDI
(Hamelin Frères)
—
1900

A LA MÉMOIRE

DE MON PÈRE ET DE MON FRÈRE

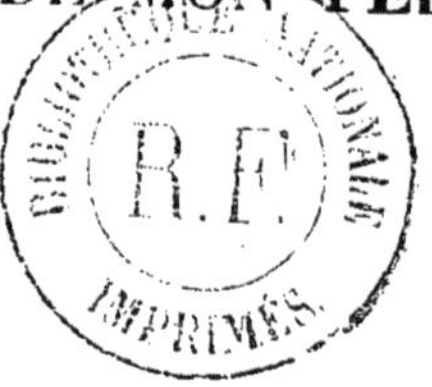

A MA MÈRE

A MES AMIS

H AUBOUY.

Le seul et unique intérêt, s'il est vrai qu'il en représente un, de notre mémoire, résulte de l'adjonction de la reproduction de l'épreuve radiographique. L'obligeance de M. le professeur de physique, Dr Imbert et de son préparateur, Dr Gagnière, qui se sont prêtés de si bonne grâce à nous fournir tous renseignements techniques, nous invitent à leur adresser nos plus vifs remerciements.

Nous ne saurions passer sous silence le souvenir de nos anciens camarades d'études de Marseille et d'Alger, et des Maîtres qui ont guidé nos premières études.

L'année que nous avons consacrée à compléter nos études à la Faculté de Montpellier ne nous autorise pas suffisamment à revendiquer auprès des Maîtres de cette École le titre d'élève : ce sera le regret de notre vie.

Qu'il nous soit permis de leur adresser l'expression de notre souvenir reconnaissant.

Nous adressons à M. le professeur de clinique chirurgicale,

Dr Forgue, et à M. le professeur agrégé Lapeyre, nos remerciements pour leurs conseils bienveillants.

Et à M. le professeur de clinique chirurgicale, Dr Tédenat,
nos plus vifs sentiments de gratitude, pour l'intérêt qu'il nous
a porté encore une fois, en acceptant la présidence de notre
thèse.

FRACTURE ÉPIPHYSAIRE

SUPÉRIEURE DU TIBIA

communiquant avec l'articulation

CHAPITRE PREMIER

Le sujet développé dans notre mémoire est loin d'être nouveau : une fracture est chose banale en elle-même.

La conformation des os longs, les défenses musculaires et aponévrotiques qui les entourent, leur mode d'attache tendineuse et ligamenteuse, sont tellement variés, que chacun d'eux se comporte vis-à-vis d'un traumatisme d'une manière particulière et se brise dans un point de moindre résistance, abstraction faite de sa solidité.

La caractéristique des os longs au point de vue des fractures, est que la solution de continuité porte, soit sur le tiers inférieur, soit sur le tiers moyen, soit dans le tiers supérieur. En l'absence d'ouverture des téguments et de toute inoculation septique, il est permis d'augurer une bonne consolidation, une rectitude commandé et voulue, sans raccourcissement notable une fois ces surfaces de section bien coaptées, ces surfaces étant constituées par du tissu osseux plein. Ceci pour les fractures les plus fréquentes, les plus courantes.

Il n'en est pas ainsi, lorsque le tissu spongieux d'une extrémité présente une solution de continuité : l'irrégularité de la ligne de section se prête mal à une coaptation parfaite ; la lame osseuse de revêtement épiphysaire est mince, la moindre esquille dépouillée de son périoste, normalement moins vivace, subissant l'évolution nécrobiotique, risque d'être isolée, de se nécroser dans la suite, feu couvant sous la cendre, que le souffle d'un microbe viendra raviver un jour ; l'inflammation sera d'autant plus intense que le tissu spongieux est le siège d'une circulation très active, d'échanges divers dont la vie de l'os est le résultat.

La lésion sera autrement grave, si la fracture épiphysaire communique en un de ces points avec l'articulation.

Ces fractures intéressant le corps de l'épiphyse avec ou sans communication articulaire ont été peu décrites.

Les thèses de Dallas et Laborderie 1854, Marie 1867, relatent des lésions portant plus ou moins haut sur le tiers supérieur du tibia ; Malgaigne insiste peu sur leur description.

Il faut arriver à la thèse de M. Heydenreich, Paris, 1877, pour rencontrer déjà une description plus nette et plus précise de la section de l'épiphyse supérieure.

Franz König, dans son *Traité de pathologie chirurgicale*, se borne à dire qu'il ne parlera pas des fractures ou décollement épiphysaires, soit vers la partie supérieure, soit vers la malléole.

Il faut ici s'entendre et dire que toute fracture appelée épiphysaire est celle qui siège dans la zone osseuse où, dans les vingt premières années de l'existence, a évolué, pour disparaître, le cartilage de conjugaison ; celle dont la section porte immédiatement au-dessus de ce point fictif.

Toute solution de continuité sur et au-dessus de ce dernier point devra rentrer dans la catégorie des fractures épiphysaires.

Quant à la délimitation ancienne du tiers supérieur, au niveau de l'entrée de l'artère nourricière, elle tombe d'elle-même, car nous sommes là en plein corps de l'os, sur la portion supérieure de la diaphyse.

Déjà, M. Bouissière, thèse de Montpellier, 1895, dans ses mensurations originales, limite au quart supérieur de l'os tibial les fractures épiphysaires.

C'est un grand pas vers la localisation plus nette et plus précise de ce qu'il est convenu d'appeler fracture épiphysaire. A la rigueur on peut considérer la lèvre diaphysaire supérieure du tibia, comme faisant immédiatement partie de la portion épiphysaire sus-jacente, et toutes les fois qu'on dira fracture de l'épiphyse supérieure, on comprendra toute section de l'os entre l'articulation du genou et une ligne horizontale qui passe par la base de la tubérosité antérieure sur la partie inférieure de laquelle s'insère le ligament rotulien.

CHAPITRE II

ANATOMIE DE LA PARTIE SUPÉRIEURE
DU TIBIA

Nous n'avons ici à considérer que la région de l'os, où
siège la fracture, c'est-à-dire l'épiphyse supérieure. La section
de la portion diaphysaire du tibia et du péroné rentre dans
la catégorie des fractures courantes de la jambe et nous ne
nous attarderons pas à compléter la description de ces points
de section osseuse.

Squelette. — La partie supérieure du tibia présente deux
plateaux, légèrement creux, cavités glénoïdes, séparés par
deux crêtes osseuses, sortes de pitons, points culminants,
dominant la région.

De ces deux crêtes, la surface des plateaux s'incline trans-
versalement, en pente douce, jusque sur les bords externe et
interne. La ligne transversale du plateau externe est légèrement plus longue que l'interne.

Le contour de cette surface est ovoïde au plutôt quadran-
gulaire, à face antérieure, postérieure et latérales.

Les revers de ce double plateau, portent le nom de tubérosité.

Ils sont à pic et débordent considérablement sur les côtés
et surtout en arrière de la portion épiphysaire sous-jacente,

où l'absence de raccord de cette tubérosité, constitue une dépression considérable par où passent les vaisseaux et nerfs poplités.

En avant, la ligne de descente de ce revers est verticale et légèrement en retrait sur le tubercule antérieur. Il en est de même sur la face antéro-externe sur laquelle le tubercule du jambier antérieur ou tubercule de Gerdy proémine au-dessous du revers du plateau externe.

Directement en avant, les deux tubérosités sont entièrement confondues. Au devant d'elles, s'étale une surface triangulaire à base supérieure, fortement rugueuse et criblée de trous vasculaires dont quelques-uns atteignent des dimensions considérables.

Au sommet de cette surface triangulaire, au point où se termine le bord antérieur du corps de l'os, se trouve une saillie de forme ovalaire : c'est le tubercule antérieur du tibia, sur la partie inférieure duquel vient s'attacher le ligament rotulien.

Du côté externe de cette crête formée par le tubercule antérieur, part une crête rugueuse, laquelle se dirige obliquement en haut et en dehors et aboutit à une saillie, plus ou moins développée selon les sujets, que l'on désigne sous le nom de tubercule du jambier antérieur, ou tubercule de Gerdy. Il est généralement situé à 18 millimètres au-dessous du rebord glénoïdien, à égale distance du tubercule antérieur et de la facette articulaire destinée au péroné.

Celle-ci est située juste au-dessous de la tubérosité externe, et immédiatement en arrière du bord externe, regardant en arrière et en dehors.

Le corps épiphysaire est constitué à la périphérie par du tissu compacte peu épais. Le centre privé de canal médullaire est formé de tissu spongieux, dont les diverses lamelles présentent deux dispositions spéciales.

Celles qui sont voisines de l'os se portent verticalement en haut, sortes de colonnes renforçant le plateau tibial.

Les plus centrales, à direction oblique, s'entre-croisent avec celles du côté opposé, leur sommet dirigé vers l'axe de l'os et contribuent à consolider la masse.

Capsule articulaire. — L'insertion tibiale de la capsule articulaire du genou se fait en avant sur le bord antérieur de la surface rugueuse.

De là, la ligne d'insertion contourne, à la manière d'un demi-cercle chacune des deux cavités glénoïdes et arrivée à l'espace interglénoïdien, se termine pour s'y insérer sur les ligaments croisés.

Au cours de ce trajet péri-tibial, la capsule ne s'éloigne guère de deux ou trois millimètres du revêtement cartilagineux. A la partie postérieure de la tubérosité externe, cependant, l'insertion capsulaire, située beaucoup plus bas, se fait suivant une ligne oblique , qui, de l'espace interglénoïdien, descend jusque sur la tête du péroné.

L'insertion supérieure de cette espèce de manchon se fait sur le fémur juste au-dessus des condyles.

Ligaments. — Le ligament interne est formé d'un ruban de 9 à 10 centimètres de longueur, large d'un centimètre, et émet une expansion vélamenteuse, mince, donnant à l'ensemble une forme triangulaire à sommet postérieur. Il adhère au ménisque articulaire interne et s'insère en haut sur le milieu du condyle interne, en bas au niveau de l'insertion de la patte d'oie, un peu en arrière de celle-ci.

Le ligament postérieur comprend, dans sa partie postéro-interne, les extensions directes du tendon demi-membraneux, son tendon horizontal s'insérant sur le condyle externe ;

enfin le ligament arqué dont la branche externe passe au-dessus du muscle poplité.

Le ligament latéral externe, cordon arrondi, long de 5 à 6 centimètres, s'insère sur la condyle fémoral et descend vers le péroné sur la tête duquel il s'insère. Le tendon du biceps semble renforcer la puissance de ce ligament sur lequel il fournit des adhérences dans sa moitié inférieure.

Les ligaments croisés antérieur et postérieur concourent encore à la solidité. Les synoviales articulaires tapissent toutes les surfaces cartilagineuses. Elles émettent des prolongements qui facilitent le glissement des tendons voisins. Un diverticule important s'interpose entre la rotule et les condyles fémoraux. Des franges nombreuses leur permettent de supporter sans allongement dangereux les divers mouvements des surfaces articulaires.

ARTÈRES. — La circulation est très considérable sur toute la surface des tubérosités tibiales. L'artère articulaire supérieure et interne et l'artère articulaire inféro-interne fournissent des anastomoses avec les inférieures articulaires et de nombreux rameaux se portant directement à la tubérosité interne et dans le voisinage.

La lame périostale de revêtement dans ses connexions avec les tissus voisins leur emprunte une foule d'artérioles: celles-ci assurent la vitalité du périoste.

Mais elles ne sont pas les seules à assurer le vaste apport sanguin que l'on constate. On rencontre d'autres rameaux, beaucoup plus volumineux, qui, sans rien lui fournir, traversent le périoste et pénètrent dans l'épiphyse à travers des trous conformes à leur calibre. Elles irriguent les travées osseuses et s'anastomosent largement avec les ramifications des autres vaisseaux voisins. Chez l'adulte, le réseau anastomotique est très complet à cause de la disparition du cartilage de conjugaison, et la communication est abondante avec le centre de l'os.

On voit déjà que les vaisseaux sont nombreux.

L'artère nourricière, dans son trajet central et ascendant, fournit tout autour d'elle et crée des anastomoses multiples avec les perforantes périostiques.

Mais la plus grande quantité de sang provient des articulaires inférieures, branches de la poplité.

L'artère articulaire interne fournit à la partie antéro-interne et s'anastomose largement avec l'articulaire externe : ces deux artères, dans leurs terminaisons, pénètrent sur toute la surface triangulaire, rugueuse de la partie antérieure de l'épiphyse. La récurrente tibiale antérieure apporte aussi son tribut sur les tubérosités antérieures et au-dessous d'elles.

Comme il ressort de ce rapide exposé, la nutrition de l'os est amplement assurée. L'épiphyse est un vaste lac sanguin, si l'on peut dire, où se passent peut-être de nombreuses fonctions physiologiques.

Mais, de par le fait de cette circulation active, la résorption y est aussi considérable. Il reste à savoir qui l'emportera de l'arrivée ou du départ des matériaux ; de là production osseuse ou du phénomène concomitant de résorption.

La face interne du périoste contribue (Flourens, Duhamel) à l'accroissement périphérique de l'os et la résorption se fait à la face interne de l'os, dans le canal central, partout où se trouvent des éléments de la moelle.

Les cellules qui président à la destruction partielle de la surface interne de l'os, qui s'opposent à son accroissement indéfini, ont été appelées, par Robin, myéloplaxes, et par Kœlliker, plus heureusement, ostéoclastes.

Les ostéoclastes se voient constamment, en effet, à la surface des lamelles osseuses en voie de résorption; ils y

sont d'autant plus nombreux que la résorption est plus
intense.

D'ordinaire, ils se trouvent logés dans des espèces de
fossettes arrondies, à contours irréguliers, paraissant comme
taillés à l'emporte-pièce: ce sont les lacunes de Howship. Ces
lacunes, sous l'action érodante des ostéoclastes, se creusent
de plus en plus, se rapprochent graduellement des lacunes
voisines, les atteignent et, finalement, s'unissent à elles: une
lacune relativement considérable est alors formée, résultant
de la fusion d'un certain nombre de lacunes plus petites et
primitivement isolées.

Le nombre des ostéoclastes est extrêmement considérable
dans le tissu spongieux: ils sembleraient, par leurs fonctions,
destinés à perpétuer la forme aréolaire du tissu spongieux.
En effet, les lamelles osseuses verticales ont une tendance à
s'accroître en épaisseur; elles finiraient par combler les
lacunes, si les ostéoclastes ne les érodaient.

La destruction lente de la trame osseuse et spongieuse à
la face intérieure de l'os continue dès que l'ossification est
complète, mais alors il y a harmonie parfaite entre la matière
fabriquée (os nouveau) et la matière désagrégée (surfaces
internes de l'os).

C'est ce défaut d'harmonie entre l'apport et la sortie qui,
chez le vieillard, explique la fréquence des fractures: on voit
des fémurs dont le cal est presque creux, réduit par places à
une pellicule osseuse excessivement mince; on voit, par là,
que ce qui se résorbe en dedans n'est pas compensé par de
nouveaux matériaux venus de la périphérie.

La fracture qui porte en plein tissu spongieux, où la résorption est si intense, où l'action, soit chimique, soit mécanique
des ostéoclastes, peut devenir prédominante, est menacée de
consolidation lente pour le moins, peut-être, et cela s'est vu,

d'absence de consolidation. Le pronostic va revêtir un certain caractère de gravité.

L'os de nouvelle formation risque tellement d'être raréfié qu'il expose à des fractures prochaines ; les lamelles osseuses seront tellement peu dures, qu'elles se laisseront ployer, déprimer, finiront par se détruire, leur vitalité étant déjà moindre, et préparent sur chacun des fragments la formation de surfaces articulaires, constituant une pseudarthrose. Complication grave et fâcheuse, dont l'étiologie, d'après le Dr Reynès (de Marseille), semblerait devoir être recherchée dans l'impaludisme, la syphilis, toutes les autres diathèses par ralentissement de la restriction.

« Cette fracture de l'épiphyse se consolide difficilement, c'est une de celles où l'on observe le plus fréquemment la pseudarthrose, ce dont il est bon de prévenir les malades et leur entourage, dès le début du traitement.

En tous cas la formation du cal exige un temps plus long que pour les autres fractures du même os » (Tillaux, *Traité de clinique chirurgicale*).

La production d'un cal fibreux est encore à redouter et en se rapportant aux figures I et II représentant l'épreuve radiographique, il est certain que l'os n'a pas été régénéré de toutes parts, sur ses ligues de section. Ses lignes ombrées ne sauraient que trahir du tissu osseux très raréfié ou plutôt du tissu fibro-cartilagineux plus ou moins ossifié. Un trait de comparaison entre la blancheur des condyles fémoraux et les lacunes de l'épiphyse tibiale, toutes portions formées par du tissu spongieux, indique qu'un processus pathologique a présidé à la restauration osseuse.

CHAPITRE III

SYMPTOMATOLOGIE

L'ensemble des symptômes ordinaires aux fractures est la règle dans la section de l'épiphyse.

Mais certains d'entre eux sont plus particuliers à cette lésion.

Tous les auteurs s'accordent à déclarer que l'épanchement et par suite le gonflement sont énormes. Cela ne doit pas surprendre, si l'on songe à l'abondant apport de sang qui sillonne la région : dans ce cas tout donne, et les artères qui vont dans l'os et les ramifications de l'artère nourricière.

L'ecchymose est souvent précoce; elle se traduit sous la peau par de larges placards, plus ou moins rouges, d'après le temps écoulé depuis l'accident, tombant rapidement sur le noir et par places donnant la sensation de fausse crépitation.

La rotation se ferait très souvent en dehors, le pied reposant sur son bord externe.

« La rotation de la jambe en dehors s'est rencontrée dans un certain nombre de cas. Cette attitude se présente dans la divulsion de l'épiphyse supérieure, la fracture siégeant au-dessus de la tubérosité antérieure » (Boussière, Thèse de Montpellier, 1895).

Le raccourcissement en général n'est pas considérable, mais il existe.

Rarement l'impotence fonctionnelle fait défaut. Cependant elle peut manquer, témoin l'observation que M. le docteur Monteils (Thèse de Montpellier, 1881) a recueillie dans le service de M. le professeur Tédenat.

Il s'agissait d'un malade qui avait marché pendant quelques jours, malgré une fracture intéressant le plateau. tibial externe.

La douleur est à peu près constante.

Mais il est un symptôme qui se manifeste parfois et que déjà M. Heydenreich (Thèse de Paris, 1877), avait signalé en décrivant des soubresauts, des contractures passagères de divers muscles.

Mais il arrive que les muscles de l'os de la jambe entrent en contraction absolument tétanique, d'une durée de 60 à 80 secondes; état qui impose au blessé des tortures horribles que le moindre mouvement fait renaître et dont le sujet redoute avec angoisse le retour.

La déformation présente un caractère particulier : si léger que soit le gonflement, à première vue, avant d'avoir exploré la région, on ne peut s'empêcher de songer à une disjonction de l'article.

Constatations des lésions. — Quarante minutes après l'accident, nous sommes appelé à porter les premiers soins.

Déjà le gonflement est énorme, il intéresse la partie externe et supérieure de la jambe. Un placard d'ecchymose, large comme la main, occupe le bord supérieur et externe du mollet, empiétant sur la face antérieure.

Le raccourcissement est de 3 centimètres, fait qui ajoute à

la déformation et augmente d'autant l'épaisseur du mollet à ce niveau.

L'axe du membre est dévié en dedans, par rapport à la direction du segment fémoral ; le pied est tourné en dehors, portant sur son bord externe, la rotation du membre s'opérant de ce côté. La solution de continuité part de très haut, à telle enseigne, qu'à première vue, l'idée d'une luxation du genou par déchirure du ligament externe est venue à notre pensée.

Le palper du côté lésé indique la conservation de rapports entre le condyle fémoral interne et le plateau tibial correspondant. Le plateau tibial externe, seul, a perdu ses rapports normaux avec son condyle fémoral.

Il déborde, en dehors, d'un centimètre et demi.

Mais les lésions ne se bornaient pas à l'épiphyse.

Le tibia, dans sa portion diaphysaire, présentait une fracture à 1 centimètre et demi au-dessous de l'extrémité du tubercule extérieur. Très oblique de dedans en dehors et de bas en haut, cette fracture se dirigeait un peu au-dessous de l'articulation tibio-péronière. Cette fracture, par le chevauchement de ses fragments en dehors, contribuait à exagérer la déformation et à augmenter l'épaisseur du mollet, déjà fortement gonflé : on aurait dit que les parties charnues du membre étaient tassées en ce point.

Le péroné, très difficile à explorer en temps normal dans la masse musculaire qui l'entoure, bien entendu, n'a pu être atteint, à cause du gonflement. Mais le péroné intact aurait servi d'attelle et corrigé, dans une certaine mesure, la déformation et le raccourcissement ; d'autre part, un traumatisme qui intéresse à cette hauteur le tibia, est suffisant à faire céder un os si long et si mince : d'ailleurs, dans la suite, il a été facile de reconnaître le cal péronier et de limiter sa fracture à 4 centimètres de l'articulation tibiale.

Le traumatisme n'a pas porté seulement sur l'épiphyse, comme on le voit.

Le squelette de la jambe présente deux fragments inférieurs et deux supérieurs, tibiaux et péroniers.

Mais comment expliquer le débordement d'un centimètre et demi du plateau tibial externe? Celui-ci, évidemment, appartient au fragment tibial supérieur, et ce débordement ne peut être expliqué que par l'existence d'une solution de continuité intéressant sa masse.

Aussi, notre pensée a été que probablement le plateau tibial externe, plus ou moins près des épines, avait éprouvé une fracture qui, alors, devenait articulaire. Cependant, l'articulation du genou n'a pas été le siège d'un épanchement abondant : la rotule était bien soulevée et le choc perceptible ; mais les désordres apportés à la synoviale ont été bien légers, presque insignifiants.

Nous avouerons volontiers ne pas avoir entrevu la vraie forme de la fracture du fragment tibial supérieur. Les données de la radiographie, 3 mois et demi après l'accident, donnent encore d'utiles renseignements. Nous ne voulons pas dire que des mains exercées et rompues à ces sortes d'explorations laissent échapper la notion de la direction d'un trait de fracture ; la radiographie, pourtant, après la consolidation des fractures, décèle la présence de tissu raréfié, de tissu condensé et le contour parfait de chacun d'eux.

Il était sage, devant un pareil traumatisme, de ne pas rechercher, par des mouvements de latéralité, le siège précis des fractures, et le blessé n'a pas eu à souffrir de la curiosité du praticien.

Les crampes terribles dont souffrait le blessé indiquaient assez que le paquet vasculo-nerveux était comprimé au niveau des surfaces de fracture, et que le plus grand danger résidait dans la déchirure de l'un de ces vaisseaux, déchirures dont

il est inutile de narrer les conséquences diverses. M. le
Dr Lapeyre, professeur-agrégé à la Faculté de Montpellier,
ancien camarade et ami du blessé, appelé en toute hâte, a
pu juger, à la faveur du sommeil chloroformique, de l'étendue
et de la multiplicité des lésions.

MÉCANISME DE L'ACCIDENT. — M. G.. docteur en méde-
cine, âgé de quarante-deux ans, en tournée professionnelle le
15 août 1898, voyant son cocher impuissant à maîtriser le
cheval qui s'emballe dans une rue étroite de village, saute de
voiture, est projeté en avant et tombe, les jambes fléchies, le
genou gauche portant sur le sol, par sa portion tibiale antéro-externe et supérieure, que nous localisons au niveau du
tubercule de Gerdy. Le pantalon déchiré en ce point, l'éra-
flure légère de la peau, témoignent du point qui avait supporté le choc. La main gauche écorchée témoigne encore que
c'est sur le flanc gauche que la masse totale du corps a eu
tendance à se porter. Notons en passant que le blessé est un
homme fortement musclé, d'une taille de 1 mètre 74 et du
poids de 97 kilog.

Avec la vitesse de 20 kilomètres à l'heure que développe
un cheval qui prend le mors aux dents, il est aisé de conce-
voir la violence de projection qu'a supporté le bord supérieur
et antéro-externe du tibia. Celui-ci aura cédé par choc direct.

Les autres fractures, par contre, auront été provoquées
par le poids total du corps, animé d'une grande vitesse, portant sur la cuisse en flexion extrême sur la jambe. L'os tibial
déjà endommagé, peut-être fissuré, n'aura pas résisté à l'épui-
sement du choc et se sera brisé, ainsi que le péroné consécu-
tivement, par contre-coup, lorsque l'ischion aura butté contre
le talon, ce que confirment les traces d'éraillures présentées
par le bord externe de la chaussure.

La plupart de ces fractures reconnaissent une cause directe: chute sur la partie supérieure de la jambe, le membre fléchi, comme ci-dessus ; coup de pied de cheval, ou bien chute d'une grosse pierre dont un angle vient frapper l'épiphyse supérieure.

La solidité de cette partie du squelette est assez grande pour qu'elle résiste à une flexion extrême ; les ligaments, semble-t-il, s'allongeraient plutôt que briser l'os.

Exception doit être faite de tout état morbide intéressant l'intégrité de l'os. « La fracture s'effectue le plus souvent dans une chute, dit Tillaux, la jambe repliée sous le tronc, et c'est le poids qui joue le rôle d'agent vulnérant. Pourquoi la fracture siège t-elle alors dans certains cas tout à fait très haut, dans l'épaisseur des condyles du tibia? Je ne saurai le dire ; peut-être bien les ligaments du genou jouent-ils un rôle et l'arrachement se combine-t-il avec un mouvement de flexion. La section est transversale et désignée sous le nom de fracture en rave » (Tillaux, *Traité de chirurgie clinique*).

La fracture, dans ce cas, serait indirecte, par tiraillement ligamenteux.

Nous faisons de notre observation une fracture primitivement directe, portant sur un point bien limité du tibia. Il ne saurait y avoir fracture par arrachement.

Richet a signalé des fractures par arrachement et les rattache toutes à une cause indirecte. « Un sujet descendait de voiture ; il posa son pied sur le marchepied à grille et le talon s'engagea entre deux barreaux de cette dernière. Pour se dégager, il fit un mouvement de rotation autour de la jambe ; mais à peine une vive douleur fut-elle ressentie, qu'un craquement se produisit et le sujet tomba » (Observation XIII de Richet).

On conçoit que, dans tous les cas où la portion inférieure du membre est engagée et fixée, une torsion supérieure arrache le sommet du tibia.

Le Journal des sciences médicales de Dublin 1884 rapporte une observation de William Thomson où la cause directe de la fracture tibiale est attribuée, dans une chute sur le genou, au poids du corps animé d'une certaine vitesse, poids transmis par les condyles du fémur venant butter sur la surface articulaire du tibia avec grande violence.

C'est ici un mécanisme presque identique à celui que nous signalons dans notre cas.

CHAPITRE IV

INTERPRÉTATION DU TRACÉ RADIOGRAPHIQUE

Ce qui frappe à première vue dans la figure 1, c'est la distance considérable du bord externe du plateau tibial à l'épine médiane. Normalement, cette ligne est plus longue sur le plateau externe que sur le plateau interne.

Mais l'exagération est ici trop forte pour passer inaperçue, et si l'on jette le regard sur le condyle fémoral externe, en voit de combien déborde en dehors le bord externe du plateau tibial.

Il est indéniable que cette partie du plateau tibial a joué.

Il y a plus : la ligne A B est fort distante du bord inférieur du condyle fémoral, son niveau est légèrement inférieur au point C du plateau interne.

Le bord externe du plateau tibial ne sera pas seulement écarté après sa section, mais ce fragment, plus tard, ou pendant la réduction, aura subi un léger mouvement d'abaissement ; peut-être bien une aspérité de sa surface l'aura empêché de reprendre sa place.

Mais comment interpréter les trois zones ombrées, dont l'une plus étendue, à forme quadrilatère, effleure le bord inférieur du condyle externe.

Fig. 1

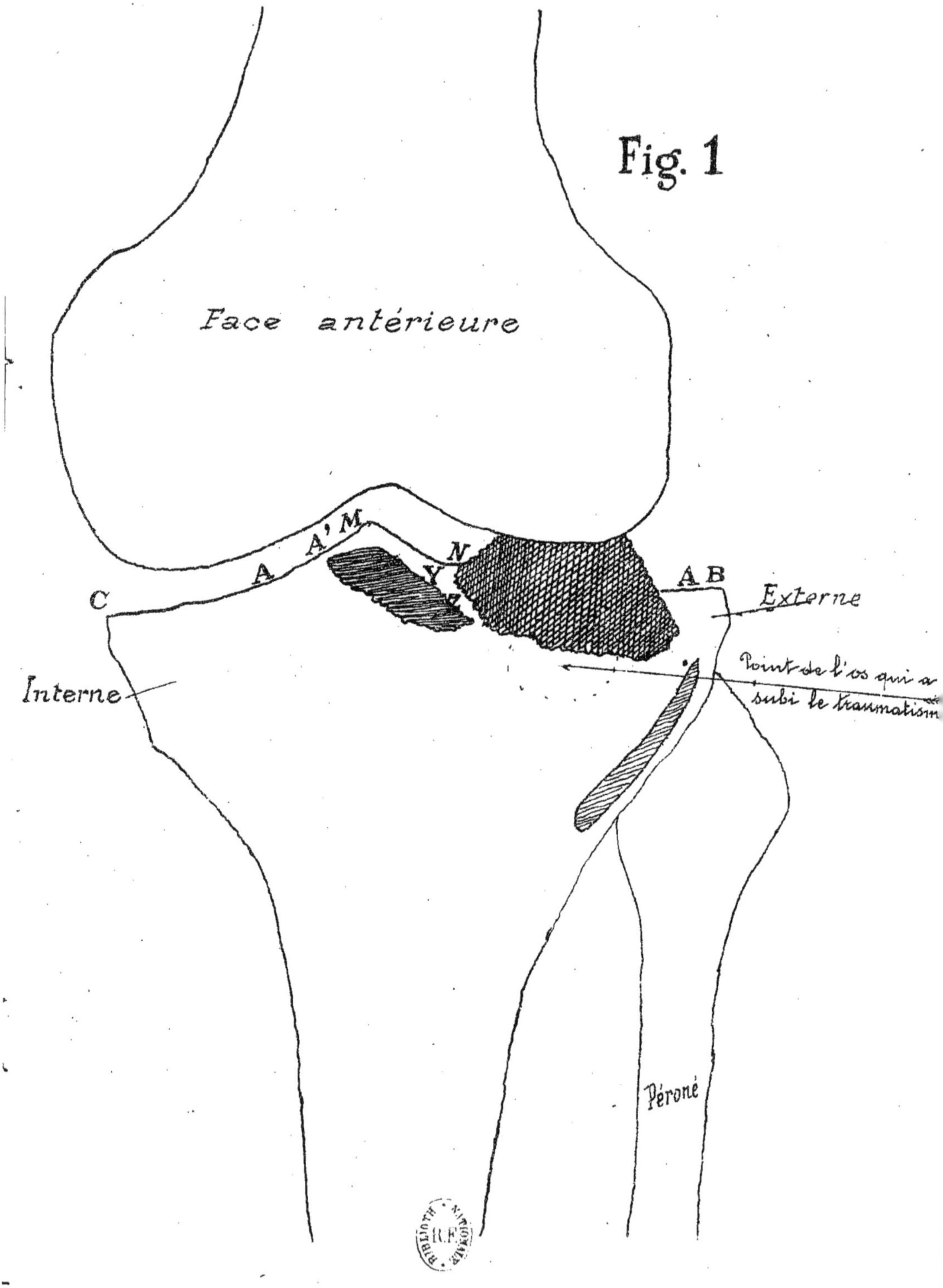

Face antérieure
A'M
N
A
Y
Z
AB
C
Externe
Interne
Point de l'os qui a subi le traumatism
Péroné

La surface voisine, immédiatement sous l'épine du plateau, noyée dans du tissu osseux, indique bien la facilité de pénétration d'avant en arrière, à travers cette zone des rayons Rœntgen. On ne saurait voir là que du tissu osseux très raréfié, peut-être des zones de fibro-cartilage plus ou moins ossifié.

La figure n° 1 représente une tache grise longitudinale dans la région où se trouve la fossette articulaire péronière.

Un détail à noter, c'est que la distance des parties osseuses des condyles et du plateau est moindre à la partie interne qu'à la partie externe.

La figure 2 représente l'image du membre prise du côté interne, le péroné à sa partie articulaire étant caché par la production de la ligne du tibia, en arrière.

L'interprétation rationnelle de ce que donne l'épreuve nous paraît délicate.

On voit au-dessous la ligne blanche limitant le bord inférieur du condyle interne, une zone noire et en avant de cette zone noire une espace plus clair.

On devine que là est la place du cartilage articulaire, bon transmetteur de rayons X. L'espace plus clair représente la forme quadrilatère externe de la figure 1.

Immédiatement au-dessous, figurant le plateau tibial, un îlot blanc de substance osseuse, allongé en forme de ruban. Cet îlot est nettement séparé en avant du revers du tibia par une zone ombrée.

En arrière, on voit que la fusion des tons blancs s'opère avec le restant de l'os et indique une soudure osseuse pour le moins, avec la portion postéro-interne.

Au-dessous de cet îlot blanc, une zone fortement grise, s'enfonçant dans l'os comme un golfe long et étranglé par places, une sorte de dilatation ampullaire.

Entre l'îlot et cette dilatation, se trouvent deux sones y, z, moins grises que la dilatation, moins blanches que les parties voisines.

Dans la région inférieure, à la partie postéro-interne, mi-partie à la limite épiphysaire, mi-partie à la partie extrême et supérieure de la diaphyse, on distingue nettement trois à quatre zones, dans le tissu blanc de l'os, plus blanches.

Ces taches ne peuvent évidemment que signifier du tissu osseux très compacte ; leur direction est verticale, et présente la forme d'un V. Une légère déformation de la ligne tibiale postérieure indique là un point de section tibiale ; d'ailleurs, ce point-là est plus blanc, constitué par un os plus dense.

S'il est vrai que les trois ou quatre zones blanches soient bien du tissu très compacte, plus dense, nous avons là, à la partie postéro-interne du tibia, une région où passait un des traits de fracture.

L'isolement dans la région du plateau tibial d'une zone de substance osseuse peut bien n'être due qu'à la position de la jambe par rapport à la plaque sensible ; mais, quelle que soit cette position, si nulle part les rayons ne passent, nulle part l'on ne verra des surfaces grises.

Cette partie du plateau tibial, comme semblerait l'indiquer l'épreuve fig. 2, n'est pas séparée complètement du reste de l'os, et il est probable qu'en arrière elle fait corps avec lui.

La zone ombrée, quadrilatère, de la fig. 1, qui entame la surface du plateau tibial externe, le déborde en bas, jusque sur la tubérosité interne et antérieure, indique là une perte de substance osseuse. Il semblerait que cette production nouvelle de tissu plus ou moins osseux (les synoviales étant aptes comme le cartilage à former de l'os plus ou moins dense) se trouve incluse dans l'articulation, en dedans, à la face interne de la capsule articulaire, qui sur le côté externe s'insère sur le périné et en avant, sur la tubérosité antérieure.

On est en droit de songer à l'hypothèse que là du tissu

cartilagineux aura disparu, et aura été remplacé par une pro-
lifération de la couche ostéoïde du cartilage, dont l'exubé-
rance aura envahi cette partie de l'article.

Si l'on compare les deux figures 1 et 2, il semble qu'elles
sont prises sur deux individus différents. En y regardant de
plus près, on reconnaît bien leur degré réel de parenté.

La zone quadrilatère de la figure 1 est signalée avec moins
d'énergie dans la figure 2, à la partie antérieure. Elle ne
saurait être le résultat d'un accident de laboratoire.

Le blessé y a accusé de la douleur pendant le décours de
sa guérison, pendant ses premières sorties dans cette région
antérieure et externe de l'articulation. La douleur était
manifeste encore quatre mois après l'accident, à l'époque où la
radiographie a été obtenue, et encore aujourd'hui, deux ans
après, elle se ressent, dans l'exagération du mouvement
d'extension.

Dans les premières sorties, le blessé racontait que là, pendant la station debout, il ressentait la sensation d'une surface qui cède, qui s'affaisse.

De tout temps, l'usage de la bicyclette, à la condition que
la selle fût un peu basse, n'a entraîné la moindre douleur.
Notre confrère émettait deux hypothèses, ou bien la région
postérieure de la cavité glénoïde était moins altérée et rece-
vait bien la base postérieure du condyle fémoral, ou bien dans
la station debout et la marche rapide, des franges synoviales
hypertrophiées se présentaient devant l'article et s'y faisaient
pincer.

Malgré la différence apparente du tracé radiographique
dans les figures 1 et 2, nous considérons celles-ci comme
absolument identiques.

En effet, la figure 2 a été prise de telle façon que la source
de lumière Rœntgen frappait la face interne du tibia et en
projetait les contours sur la plaque sensible accolée sur la

face externe du membre (Disons en passant que pour plus de clarté dans les détails de l'image, il aurait fallu que dans la figure 2, le fémur ne fut pas fléchi légèrement. Il aurait fallu, comme dans la figure 1, que le membre inférieur se trouvât en extension).

Si, par la pensée, nous nous portons à la figure 1, nous verrons bien par quels points du plateau tibial les rayons X, pénétrant par la partie latérale interne, vont projeter les contours de l'os.

Sur la ligne C A, ils ne passeraient pas. Mais en A', ils passeront facilement à travers la mince couche de pellicule osseuse ; et la zone ombrée voisine, et la zone quadrilatère seront aisément traversées.

En M, les rayons ne passeront pas, car l'épaisseur horizontale de l'os M N est trop grande, et cette ligne M N de la figure 1, représente M N de la figure 2.

Si l'on considère d'une part que cette surface blanche (figure 2) M N est adhérente en arrière avec la surface blanche du restant de l'os, et que d'autre part (figure 1) cette surface M N qui arrête les rayons est juste au niveau, et à distance de la ligne A B, il est facile de conclure que l'îlot qui présente le plateau tibial dans la figure 2, n'existe pas, car les rayons qui sont passés en M A' de la figure 2, représentent bien ceux qui sont passés à travers la mince couche osseuse A' de la figure 1.

Les lignes Y Z représentent dans les deux figures la difficulté qu'ont éprouvé les rayons X à traverser une substance peu raréfiée.

Il est bien évident, par ce qui précède, que la substance osseuse et spongieuse de l'épiphyse ne s'est pas réparée complètement quatre mois après l'accident. Nous n'entreprendrons pas de tracer une forme, au fragment externe du

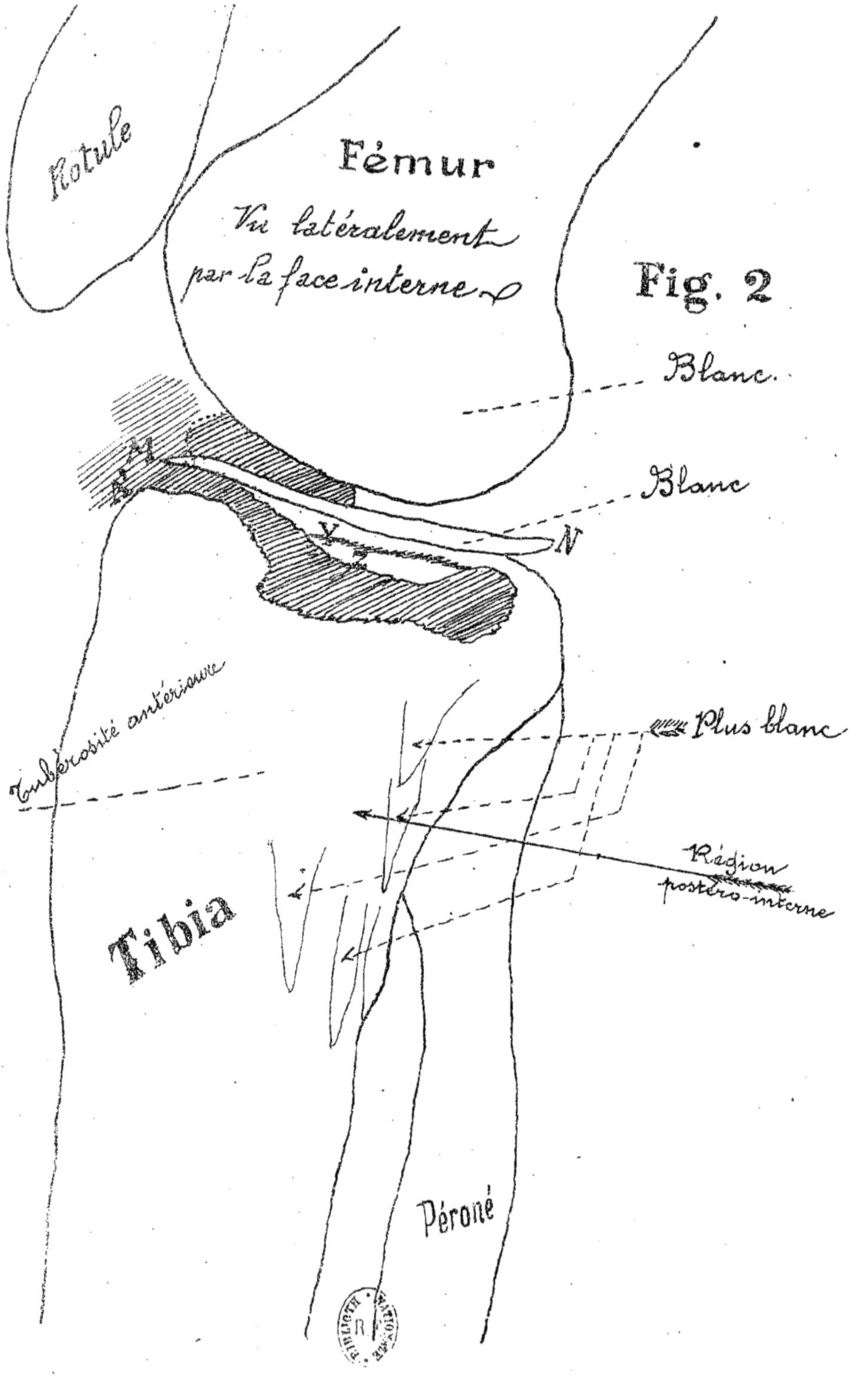
Rotule
Fémur
Vu latéralement
par la face interne
Blanc.
M
A
Blanc
Y
N
Plus blanc
Tubérosité antérieure
Région
postéro-interne
Tibia
Péroné

Fig. 2

plateau tibial. Il aurait fallu combiner les données des quatre plaques, portées sur chacun des points cardinaux.

A ne considérer que la figure 1, on peut dire que la ligne antérieure de fracture part de A' et va rejoindre l'angle tibio-péronier, en intéressant le milieu du plateau externe.

Nous renonçons à avancer une hypothèse sur les autres faces du squelette tibial, latérale externe et postérieure.

CHAPITRE V

TRAITEMENT

Il importe dans ces cas de fracture d'opérer la réduction le plutôt possible, avant l'exagération du gonflement.

Généralement la chose se passe sur-le-champ, lorsque le malade ne souffre pas beaucoup, lorsque la contractilité musculaire n'entre pas en jeu avec trop de violence. Mais si le blessé est très sensible, ou si la lésion par elle-même entraîne de vives douleurs, il faut recourir au sommeil par le chloroforme.

Sous l'action de cet anesthésique, la résolution musculaire est compléte et l'opérateur n'a pas grande force à déployer ; chaque fragment semble reprendre sa place spontanément. Tout rentre dans l'ordre et sans secousses et la chose n'est pas à dédaigner, car des vaisseaux volumineux et un gros tronc nerveux siègent dans la zone de fracture.

Or que des contractions tétaniques viennent à se produire pendant que chaque fragment est en route pour reprendre sa position normale, tout ce qui se trouvera interposé à ce moment contre les surfaces de section, muscles, artères, veines et nerfs, courra le risque de subir des altérations plus ou moins considérables.

Une fois la coaptation des fragments produite, ce dont il est aisé de se rendre compte, en constatant que la longueur du membre égale et même dépasse celle du côté correspondant, en explorant à pleine main, passée sous la région postérieure, le contour du membre, les doigts s'assurent qu'aucun fragment ne déborde latéralement.

Le maintien dans cette rectitude doit faire l'objet d'une surveillance attentive et l'application d'un appareil plâtré doit suivre immédiatement ce temps, en ayant soin d'éviter les rides que peuvent présenter les attelles, postérieure et latérales, capables de déterminer des points de sphacèle par leur compression.

Il est un temps important dans l'enroulement des bandes ; c'est celui pendant lequel les deux aides tiennent le membre soulevé.

Manœuvre délicate et fatigante pour celui des aides qui de la main gauche soutient le creux poplité et de l'autre le milieu de la cuisse. Celui-là doit, tout en développant parfois une force considérable, suivre le mouvement imprimé au membre pendant chaque enroulement de bande. La légère secousse qui porte sur les surfaces de fracture doit être diminuée par la rigidité souple que les aides imposent aux deux fragments. Il faut suivre et accompagner des yeux et des bras les mouvements de latéralité produit par le serrement des bandes. Le membre inférieur subit alors un déplacement, mais les mouvements de latéralité ne portent pas sur les surfaces de section, ils ont pour centre l'extrémité du fémur, ils se passent dans l'articulation coxo-fémorale. Un deuxième et dernier temps, plus ou moins long selon le pouvoir de solidification du plâtre. Et ce temps est infiniment important.

A quoi servirait en effet la réduction la plus parfaite, si dans les dix ou quinze minutes de durcissement du plâtre, la moindre déviation se produit ?

Il n'y a que le praticien qui ait le devoir de l'accomplir.

Quelle que soit la forme primitive de l'os, il est bon, à cause du raccourcissement possible, de donner au membre une direction rectiligne.

Les points de repère les plus précis sont l'épine iliaque antérieure et supérieure, le milieu de la rotule et le milieu du gros orteil, le pied étant bien campé, perpendiculaire au plan du lit et légèrement fléchi sur la jambe.

Il est utile, pendant que le plâtre durcit, d'attirer à soi légèrement le segment inférieur de manière à lutter contre la contraction musculaire.

Si la chose est possible et acceptée par le blessé, un assemblage de planches rigides sous le matelas, empêche l'ischion de se perdre dans les profondeurs du lit et de modifier les relations des segments de fracture.

Dès que l'appareil est sec, au bout de deux heures, tous les tours de bande doivent être supprimés à coups de ciseaux au niveau des lèvres de l'appareil. On peut aisément surveiller le membre, prévenir la formation d'ecchymoses nouvelles. Trois courroies en grosse toile, munies d'une boucle, suffisent à appliquer l'appareil sur le membre avec le degré voulu de constriction.

Massage — Il est facile de cette façon, dès le premier jour, de commencer le massage des parties accessibles.

La région antérieure de la jambe et la rotule, avec un appareil amovo-inamovible, sont à découvert ; plus ou moins atteintes par le gonflement ou un épanchement synovial, elles bénéficieront de cette heureuse disposition. La décongestion de cette région suffirait à elle seule à faire retrocéder les congestions des parties voisines inaccessibles.

La congestion primitive, résulte de déchirures vasculaires, mais plus tard les parties atteintes de gonflement, sont une cause nouvelle de compression telle que la circulation de retour est fort gênée.

Aussi, dans tous ces traumatismes, on ne saurait entreprendre assez tôt le massage.

Il va de soi que la région est plus ou moins douloureuse, et que le massage doit être fait avec une modération telle que le blessé n'éprouve aucune douleur. L'élément douleur doit être extrêmement important à considérer, et on doit le respecter. En s'évertuant à pétrir des parties molles, à chasser le sang en pressant fortement sur elles, on s'exposerait à créer de nouveaux troubles; peut-être de légères hémorragies qui augmenteraient la congestion primitive.

Quelle que soit la sensibilité de la région, il est toujours possible d'effleurer la peau avec la pulpe des doigts. Le sujet n'en est pas incommodé. D'aucuns même éprouvent la sensation semi-agréable, semi-pénible du chatouillement. Il est rare qu'au bout de deux ou trois séances, la région où le massage léger a été fait ne supporte pas une pression plus accusée, et graduellement dans les séances suivantes n'accepte sans douleur une compression ordinaire.

On aura créé, dans l'axe longitudinal du membre, un canal de dérivation pour les régions voisines encore inaccessibles, et dans les deux jours on s'apercevra que les valves de l'appareil bâillent, ne moulent plus le membre et demandent à être mieux adaptées par un serrement de la bande.

Par le massage, tout à gagner. C'est principalement sur le foyer ou les foyers de fracture que se porte l'attention du praticien. Le but à atteindre consiste à favoriser la nutrition de ces foyers.

Il faut à tout prix éviter la stase sanguine. Les synoviales doivent être débarrassées du liquide qu'elles contiennent: elles exercent une pression sur leur périphérie et entravent la circulation dans leur voisinage immédiat.

Les cartilages articulaires risquent d'être privés d'un apport nutritif indispensable à leur vie : la synoviale d'une part, et de l'autre la couche ostéoïde semblent présider à cette nutrition.

La fonte du cartilage est donc une complication à redouter, et la production d'un tissu plus ou moins osseux dans l'articulation, menace les fonctions du membre.

Or, que l'on se rapporte à la fig. 1. L'espace quadrilatère à gauche, qui empiète sur le fond blanc de l'os à la partie supérieure du tibia, et qui se prolonge dans la cavité articulaire, jusque sous le condyle fémoral, qui semble se mouler sur lui, indiquent que l'articulation a été atteinte.

Aussi le massage a-t-il été employé tous les jours, et cela avec une profusion de séances peu ordinaire. Les résultats ont été tels que nous nous sommes pris un moment à douter de la lésion articulaire, l'épanchement synovial étant resté insignifiant.

M. le professeur agrégé, Dr Lapeyre, en face de la résolution articulaire, et prévoyant des adhérences possibles de la synoviale avec le foyer de fracture articulaire, a recommandé, dès le treizième jour, des mouvements légers imprimés à l'articulation.

Quelque audacieuse que puisse paraître la mobilisation précoce d'une articulation dans le voisinage immédiat de laquelle siègent des fractures, le résultat obtenu est remarquable.

Il importe, dans ces mouvements précoces, sorte de massage interne, de ne pas confier le membre à qui que ce soit de l'entourage. Le praticien doit se soumettre le plus souvent lui-même à cette besogne, s'il veut être sûr que rien dans le ou les foyers de fracture n'aura été dérangé.

Le membre, étant libéré des attelles, est saisi par l'opérateur ; une main par-dessus la cheville, qu'elle serre solidement ; l'autre embrassant la partie postérieure du mollet, au-dessous de l'article, au niveau des points de fracture.

L'opérateur et le blessé doivent agir de concert ; l'un poussant la jambe vers le tronc et en haut, le patient ne résistant pas ou même aidant par une légère contraction musculaire. Il faut jamais faire naître la moindre douleur, et l'opérateur évitera de lutter contre la plus légère résistance.

Le membre sera accompagné dans le prochain mouvement d'extension.

Deux ou trois flexions suffisent dans les débuts, et les séances ne dépasseront pas le nombre de 5 par jour au début. Chacunes d'elles sera suivie d'une séance de massage complet.

Sous l'influence de cette mobilisation de l'articulation, il est curieux de voir de quelle manière l'amplitude de la flexion, si faible au début, augmente de jour en jour.

Selon la solidité du cal, le malade est autorisé à produire la flexion lui-même. Un collier auquel est attachée une corde, laquelle roule sur une poulie fixée au plafond, constitue tout l'appareil. Le collier en cuir, portant sur le creux poplité, soulève le membre au gré du malade qui tire lui-même après la corde. Un aide quelconque, à la fin de la course, n'a qu'à soulever le talon au-dessus du lit, pour que le blessé lui-même, à son gré toujours, provoque l'extension en filant une certaine longueur de corde.

Les résultats de ce massage interne sont merveilleux. Les bénéfices qu'en retire le blessé, résultant du maintien de l'intégrité des synoviales qui finiraient par s'altérer à la suite d'une compression prolongée portant sur le même point de leur surface. Le cartilage, lui aussi, a beaucoup de chance de se renouveler uniformément en tous ses points ; les rugosités, qu'il pourrait çà et là présenter, s'effaceront, rentreront dans le rang et le blessé, dès qu'il se lèvera, aura à sa disposition un membre un peu atrophié fatalement, mais une articulation non entachée de raideur, capable de supporter le poids du corps, et dans laquelle la circulation s'opère normalement et ne menace nullement, favorisant au contraire, la circulation des régions voisines, notamment des foyers de fracture épiphysaire.

L'on ne saurait être assez circonspect dans la fixation du jour où le blessé pourra essayer ses premières envolées. Il faut savoir résister à ses exhortations. En face d'une fracture diaphysaire, trente jours de repos suffisent; mais quand l'épiphyse est intéressée, on ne doit jamais autoriser le malade à quitter le lit avant le soixantième jour, quand bien même la consolidation paraîtrait suffisante. L'évaluation de la solidité du nouveau cal est ce qu'il y a de plus approximatif et si une nouvelle disjonction vient à se produire, le malade est condamné à subir un nouveau séjour au lit, dont personne, ni lui-même, ni son médecin, n'oseront, cette fois, par excès de précaution, abréger la durée future.

CHAPITRE VI

COMPLICATIONS

Les complications contemporaines au traumatisme portent sur les vaisseaux et intéressent plus ou moins directement la vie.

La lésion d'une artère peut amener l'oblitération de son calibre, ou bien la formation d'un anévrysme dont les conséquences plus ou moins prochaines sont graves.

La lésion d'une veine déterminant une dilatation des tuniques peut provoquer une embolie. Ces lésions ont été peu signalées à propos des fractures de l'épiphyse.

Les complications à distance comprennent la formation d'un cal douloureux qui emprisonne une ramification du nerf poplité. Cette lésion est très rare. Mais la plus fréquente des complications est l'absence de consolidation. La lenteur de réparation osseuse ne saurait entrer dans ce cadre, car c'est un attribut caractéristique de la lésion.

Il vaut mieux attribuer la pseudarthrose au peu de vitalité de l'os, explication qui est conforme, quelque imparfaite qu'elle soit, aux données de la clinique.

Peut-être pourrait-on, sans trop de témérité, faire entrer

en ligne de compte les fonctions de la substance médullaire de l'épiphyse.

Quoi qu'il en soit, il faut attaquer la pseudarthrose par une immobilisation absolue des fragments.

Si au bout de deux mois l'on constate que les fragments sont encore mobiles, il est indiqué de faire frotter l'une sur l'autre les surfaces articulaires, pour amener un avivement, mais ce moyen est à peu près infidèle.

Le moyen le plus rationnel est la résection du genou qui, sous les bienfaits de l'antisepsie, a donné de bons résultats, mais ne garantit pas la formation d'un cal.

La dernière ressource, en cas d'insuccès de la résection, serait de recourir à l'amputation de la cuisse.

RÉSULTAT. — Telle qu'elle est représentée, la lésion osseuse paraît restaurée presque complètement. Le plateau tibial interne, dans sa portion articulaire, est sain.

Le plateau tibial présente un altération ressentie pendant la marche. En effet, c'est dans l'extension de la jambe, quand le poids du corps porte sur elle, qu'une légère douleur accompagnée d'une certaine gêne apparaît.

Mais cela ne se produit que dans une marche un peu rapide, lorsque la contraction musculaire dépasse le but, en forçant l'extension.

Il ne s'ensuit pas que le genou soit fléchi, et reste fléchi. Non, l'articulation est libre, elle est même trop libre, par allongement probable d'une partie des liens ligamenteux : et si le blessé ne mesure pas la force d'extension à développer et qu'elle dépasse le but, la douleur se fait sentir.

Il existe une surface de nouvelle formation, sur le plateau tibial externe, qui, dès le treizième jour de sa production, alors qu'elle était encore molle, a subi, de par les mouvements précoces de l'articulation, le moulage du condyle correspondant, s'est creusée et adaptée à la convexité de l'extrémité fémorale.

Qu'est devenu aujourd'hui, deux ans après l'accident, cette portion de surface articulaire ? La radiographie seule peut pénétrer ce mystère. Mais, si l'on considère la possibilité pour notre confrère d'utiliser les loisirs que laisse une clientèle même étendue, en s'adonnant à la chasse et aux excursions, on doit admettre que tout ce qui, il y a quinze mois, provoquait encore un peu de gène, s'est supprimé ou fortement amendé, on doit déclarer que toute aspérité intra-articulaire n'existe plus et que chacune d'elles progressivement est rentrée dans le rang et n'altère plus le poli de la cavité glénoïde nouvelle. Bien intéressante serait la radiographie d'une pareille lésion à distance. On pourrait voir ce qu'est devenue la tache quadrilatère de la fig. I, et s'assurer si le cal ostéo-fibreux est devenu complètement osseux.

CONCLUSIONS

Ce qui domine dans le traitement des fractures de l'épiphyse, c'est certainement l'immobilisation des fragments.

Mais, dira-t-on, la mobilisation du membre jure avec une immobilisation absolue, car il faut sortir le membre de la gouttière, lui imprimer des mouvements et le remettre dans l'appareil plâtré.

Nous croyons qu'il est sans danger de provoquer quelques légers mouvements dans les surfaces de fracture (et certes ici elles étaient nombreuses). Quand l'on remplace un appareil plâtré, devenu trop large, forcément, les surfaces mal cimentées jouent bien un peu.

Mais la condition indispensable, capable d'atténuer les effets de ces mouvements, réside dans l'attention et l'habileté de bras de celui qui est chargé de sortir le membre de l'appareil et de l'y remettre. Il est possible d'arriver à supprimer tout mouvement, et ce résultat, on l'obtient en déployant un effort musculaire soutenu et constant, parfois très fatigant, selon le poids du membre inférieur.

Si cette condition n'existe pas, l'on ne saurait sans danger confier au premier venu de l'entourage une tâche si délicate et si souvent renouvelée, et alors l'immobilisation, qui est la règle, reprendrait ses droits.

OBSERVATIONS

Observation I

(Extrait de la thèse de doctorat de M. Maurel)

B..., âgé de vingt-neuf ans, cuisinier à bord du vapeur San-Martino, entre à l'hôpital du Havre, 3 janvier 1882, pour fracture de l'extrémité supérieure du tibia droit.

Renversé par un coup de mer, fait une chute dans laquelle son genou a porté sur une traverse de fer.

Médecin du bord constate fracture et place membre dans moule en plâtre. Les souffrances furent tellement vives que l'appareil dut être enlevé.

On constate déformation marquée du membre. Le fragment fait saillie en avant, l'inférieur se porte en arrière.

Mobilité. Pas de crépitation sensible.

Appareil de Scultet provisoire.

14 janvier. — Appareil inamovible. Pas de consolidation le 20 février.

Nouvel appareil silicaté laissé en place pendant un mois. Etat général bon.

Le blessé peut avec des béquilles se promener dans la salle. On enlève l'appareil le 22 mars. Pas de consolidation.

Le 28 mars, nouvel appareil silicaté. Dans le courant du mois de mai la consolidation est obtenue et le malade sortit, avec un peu gêne dans l'articulation fémoro-tibiale.

Observation II

Fracture de la tubérosité interne du tibia gauche (peut-être aussi dans l'externe).
Arrachement de la malléole. — Entorse tibio-tarsienne droite.— Contusions
multiples.

C... (Adolphe), vingt et un ans, entré le 24 octobre 1884,
s'est précipité d'un second étage.

A perdu beaucoup de sang.

En dehors des accidents, on constate surtout une vive douleur dans le plateau tibial avec vaste épanchement sanguin,
occupant sa demi-circonférence interne et s'arrêtant à l'interligne fémoro-tibial.

Deux jours après, un épanchement sanguin dans le genou.

Formation d'un manchon sanguin complet autour du plateau
tibial.

Sommeil sous le chloroforme permet de réduire.

Pas de crépitation en corrigeant le *genu volgum.*

Gouttière plâtrée, maintenant le pied à angle droit, remontant jusqu'à l'aine.

On change l'appareil le 10 et le 21 novembre par suite de
résorption du sang.

Tubérosité interne encore mobile le 21 novembre.

Fin janvier, le blessé marche et peut sortir de l'hôpital.

Observation III

(DEPAUL. — *Bulletin de la Société anatomique*, 1863).

Fracture bi-cunéiforme de l'extrémité supérieure du tibia avec fracture du
péroné et du condyle interne du fémur. — Mort.

Femme, soixante-trois ans, renversée par un omnibus. On
hésite entre contusion du genou et fracture sous-condylienne

du tibia. Et, en effet, les mouvements de la jambe sont faciles et étendus ; les mouvements actifs, douloureux et restreints. Pas de crépitation sensible.

Pas d'appareil. — Cataplasme.

Bronchite intense emporte le malade quinze jours après.

Autopsie. — On trouve une fraction des deux condyles du tibia, et une fracture du péroné dans le milieu de sa longueur, en même temps qu'une fracture du condyle interne du fémur.

Fracture tibiale présente plusieurs fragments cunéiformes dans laquelle s'enclave tubérosité antérieure.

Une deuxième ligne de rupture sépare les condyles l'un de l'autre : nulle part aucun travail de réparation.

Observation IV

(RÉSUMÉE)

Observation recueillie par M. le docteur TÉDENAT qui l'a observée avec son collègue d'internat, M. le docteur LA SAIGNE. — Extraite de la thèse de M. le docteur BOUSSIÈRE, 1895.

Fracture du condyle tibial externe, fragment d'un centimètre et demi.

Jeune homme de dix-huit ans, se présente à la salle de garde Hôtel-Dieu de Lyon, le 22 septembre 1876.

Huit jours avant, cet individu marchant à toute vitesse, tirait une voiture à bras.

Ayant glissé, la voiture l'entraîne. Il tombe la jambe droite prise sous le corps. Une douleur dans le genou droit. Il peut cependant regagner à pied son domicile. Tuméfaction du genou et douleur peu vive. Faisait en moyenne 3 ou 4 kilomètres par jour pour distribuer du pain à ses clients.

Il se présente à l'Hôtel-Dieu à cause du gonflement du genou et de la gêne pendant la marche.

On constata un épanchement intra-articulaire et une fracture par arrachement à la partie externe du plateau articulaire du tibia.

Le fragment détaché avait un centimètre et demi et deux centimètres dans le plan horizontal. Il était mobile.

Le malade refusa d'entrer à l'hôpital et de laisser placer un appareil. Trois ou quatre mois après, M. La Saigne, qui avait vu le malade avec son collègue M. Tédenat, le revit et obtint les renseignements suivants :

Pendant trois semaines environ, il avait gardé le repos. La tuméfaction avait diminué ainsi que la douleur, mais l'articulation était un peu raide et craquait pendant les mouvements, peu à peu elle « s'est dégourdie ».

A ce moment on pouvait constater une saillie osseuse très nette à la place de l'interligne qui séparait le morceau isolé du reste du tibia.

Les mouvements de l'articulation étaient un peu moins étendus qu'à l'état normal.

Observation V

(RÉSUMÉE)

Prise dans la thèse BOUISSIÈRE

Fracture de l'épiphyse supérieur ayant entraîné la tubérosité antérieure du tibia

(Observ. communiquée par M. le professeur Tédenat)

Jules D., quatorze ans, étant à cheval, a la jambe droite prise sous l'animal qui s'abat, on constate à un bon travers de doigt au-dessous de l'interligne articulaire, une fracture à peu près transversale.

Application de l'appareil Laurencet ; au mois d'octobre le blessé peut marcher. Mouvement méthodique et frictions excitantes ; marche à peu près normale, cal volumineux.

Observation VI

(RÉSUMÉE)

Fracture de la moitié interne du plateau tibial

(Communiquée par M. le professeur TÉDENAT)

Paul B. chapelier, trente-huit ans, entre le 8 octobre 1875 à l'Hôtel-Dieu de Lyon, service de M. le professeur Valette. Cet homme courait dans une prairie ; son pied s'engagea dans une rigole profonde de cinquante centimètres environ. Il tomba.

Dans sa chute il entendit un craquement, à deux centimètres de l'interligne articulaire, le plateau tibial est séparé en dedans du corps de l'os.

La moitié interne du plateau semble disjointe du corps de l'os.

Légère mobilité de ce fragment.

Péroné fracturé à la partie moyenne.

Le membre est mis dans une gouttière. Le cal se forme, mais le droit antérieur de la cuisse s'atrophie.

Friction et massage destinés à mobiliser l'articulation.

Electrisation du droit antérieur. Vers la fin du mois de mars 1896, la marche s'effectue sans boiterie.

La jambe est néanmoins affaiblie, sans doute à cause de

l'atrophie excessive du muscle droit qui n'a pas cédé à l'élec-
trisation.

Observation VII

(Personnelle à M. Bouissière, thèse Montpellier, 1895)

Fracture directe de l'extrémité supérieure du tibia droit

Ferdinand X..., charpentier, trente-sept ans, entre dans le
service du professeur Dubrueil, 17 octobre 1894.

Quelques jours avant son entrée, il avait reçu un chevron
sur la jambe droite.

Quand l'accident lui arriva, il ressentit un craquement très
net à la suite duquel il éprouva une douleur très vive. Il put
néanmoins se tenir debout pendant quatre ou cinq minutes ;
mais il tomba bientôt à la renverse sans perdre connaissance.

Transporté de suite à l'hôpital, l'on peut constater la présence d'une fracture transversale siégeant au niveau du tibia.
Il n'y avait pas de plaie extérieure, mais le fragment inférieur
de l'os faisait une saillie très appréciable au-dessous de la
peau. Péroné paraissait intact.

M. le professeur agrégé Estor, chargé du service, plaça le
malade le jour même de l'accident dans un appareil plâtré. Il
appliqua deux attelles latérales et une postérieure, remontant
jusqu'à la naissance de la cuisse et sur ces attelles des bandes
plâtrées furent roulées de manière à donner à l'appareil la
plus grande solidité possible.

Au niveau du siège de la lésion, il n'y avait ni gonflement,
ni ecchymoses.

L'articulation du genou était entièrement saine.

Un second appareil fut alors appliqué par les soins de M.

Lapeyre, professeur agrégé, qui avait remplacé **M.** Estor dans le service.

Cet appareil, formé avec des attelles plâtrées, enveloppait tout le membre, et comprenait même le bassin, sur lequel il prenait un point d'appui solide.

La contention était par conséquent aussi exacte que possible. Néanmoins les résultats ne furent pas meilleurs.

Le 5 janvier, cet appareil fut enlevé et l'on constata la mobilité des fragments et leur déplacement.

La bande d'Helferich, appliquée et laissée un certain temps, ne donna pas de meilleurs résultats.

On plaça enfin le membre dans une gouttière de Bonnet où il resta jusqu'au 4 février.

L'état du blessé restait stationnaire et sa fracture ne se modifiait pas.

Ayant demandé à quitter le lit, on l'autorisa à se lever, après avoir immobilisé la jambe sur une planchette de bois appliquée sur la face postérieure du membre et maintenue avec des bandes.

A l'aide de deux béquilles, il s'exerça à marcher et n'eut pas trop de difficultés à effectuer bientôt quelques pas en appuyant l'extrémité de son pied sur le sol.

15 mars. — Etat absolument le même qu'à la sortie de la gouttière.

Jambe raccourcie de 4 centimètres.

On constate au niveau de la fracture une saillie assez appréciable formée par la saillie du fragment inférieur. Immédiatement au-dessus de cette saillie, une encoche assez sensible, dans laquelle on introduit facilement le doigt.

Il est facile d'obtenir des mouvements anormaux, et cela sans déterminer de grandes souffrances. D'ailleurs le malade peut marcher. Il sort presque tous les jours de l'hôpital et fait d'assez longues courses au dehors sans ressentir autre chose qu'un peu de fatigue le soir.

Grâce aux béquilles, il appuie fort bien l'extrémité des orteils sur le sol et peut en somme se servir de son membre.

Au niveau de l'articulation du genou, il n'y a pas d'épanchement ; mais bien un peu de raideur.

Il n'existe ni arthrite ni atrophie des muscles.

Le malade est mis exeat le 25 mars. On n'a pu le déterminer à lui faire accepter la suture osseuse que M. le professeur agrégé Lapeyre lui avait proposée. Il a refusé toute opération.

INDEX BIBLIOGRAPHIQUE

CAZENEUVE. — Thèse de Paris 1875.

HEYDENREICH (H.). — id. 1877.

HAMEL. — id. 1884.

MONTEILS. — id. de Montpellier, 1881.

TESTUT. — Traité d'Anatomie humaine.

WILLIAM TOMSON. — Journal des sc. méd. de Dublin, 1884.

TILLAUX. — Traité de chirurgie clinique.

BOUISSIÈRE. — Thèse de Montpellier, 1895.

VELPEAU. — Gazette des hôp., Paris, 1854.

DALLAS. — Thèse de Paris, 1854.

LABORDERIE. — id. 1854.

MARIE. — id. 1867.

MALGAIGNE. — Traité des fractures.

9 782019 237646